AF501134

QUELQUES OBSERVATIONS ANATOMIQUES

SUR LE

BEC-DE-LIÈVRE COMPLEXE

DE LA

LÈVRE SUPÉRIEURE

PAR

Le Docteur A. BROCA

Prosecteur à la Faculté

PARIS

G. STEINHEIL, ÉDITEUR

2, RUE CASIMIR-DELAVIGNE, 2

1888

QUELQUES OBSERVATIONS ANATOMIQUES

SUR LE

BEC-DE-LIÈVRE COMPLEXE DE LA LÈVRE SUPÉRIEURE

Bien des querelles, jadis, ont été suscitées entre les anatomistes par l'os intermaxillaire, mais, depuis le commencement de ce siècle, la discussion est à peu près close. Quant à la théorie du bec-de-lièvre, elle est définitivement assise : il s'agit d'une fissure « superposable », comme l'a dit A. Richard, à un état antérieur de l'embryon ; il s'agit d'un arrêt de développement.

Cette opinion avait été hardiment affirmée par Gœthe, après que l'illustre poëte eût rencontré un crâne d'enfant hydrocéphale sur lequel, à l'âge de 4 ans, l'os intermaxillaire, muni de 4 incisives, fut trouvé encore mobile sur les maxillaires supérieurs qui l'enchâssaient. Mais il faut avoüer que la démonstration ne fut complète que du jour où Coste étudia le développement embryogénique de la mâchoire supérieure : rien ne prouvait, jusque-là, qu'une suture entre deux os correspondît, chez l'embryon, à une fissure telle que le bec-de-lièvre.

Après les recherches de Coste, peu à peu vérifiées et complétées, la théorie suivante fut édifiée. La face est formée par la coalescence de plusieurs bourgeons du feuillet moyen, qui, s'insinuant sous le feuillet externe, vont à la rencontre l'un de l'autre. Entre les deux *bourgeons maxillaires supérieurs* destinés à former le corps des os correspondants, c'est-à-dire la partie supportant les molaires et les canines, s'interpose un prolongement médian, vertical, descendant du front, le *bourgeon frontal*, qui bientôt se divise en deux bourgeons secondaires appelés *nasal interne* et *nasal externe*, séparés l'un de l'autre par la *fossette olfactive*. Tandis que le bourgeon nasal externe, séparé du bourgeon maxillaire supérieur par une *gouttière lacrymale*, futur canal lacrymal, s'arrête pour former l'aile du nez correspondante, le bourgeon nasal interne continue à descendre, s'unit à son congénère du côté opposé, et tous deux ensemble forment tout l'os incisif et toute la partie correspondante de la lèvre supérieure. Chacun de son côté, en effet, s'insinue sous l'extrémité inférieure du bourgeon nasal externe et, après avoir ainsi transformé la fossette olfactive en un trou — la narine —, va s'unir à l'extrémité antérieure du bourgeon maxillaire supérieur. Bientôt s'individualisent les deux plans, mou et osseux, la lèvre et l'intermaxillaire.

Ainsi, il y a de chaque côté un os incisif unique, porteur des deux incisives. Dans le bec-de-lièvre, la fissure passe entre le bourgeon nasal interne et le bourgeon maxillaire supérieur. Ostéologiquement, il est situé, par conséquent, entre le maxillaire et l'intermaxillaire, c'est-à-dire entre l'incisive et la canine.

Voilà certes qui est d'une vérification facile, lorsque, sur un sujet quelque peu âgé, on assistera à l'évolution de l'une ou l'autre des dentitions. Il semble donc impossible qu'on ait pu laisser subsister une erreur dans l'observation, car il est à peu près impossible de prendre une incisive pour une canine et réciproquement ; la forme fût-elle douteuse, il suffirait de compter les dents de chaque côté ! Et pourtant, il est bien probable que c'est ce qui a eu lieu et, depuis 1879, P. Albrecht s'efforce de le démontrer dans une série de publications.

Pour cet auteur, il n'y a pas deux os intermaxillaires, mais quatre. Bourgeons nasal externe et nasal interne descendent tous deux au même niveau, passent côte à côte entre les bourgeons maxillaires supérieurs et forment chacun la partie correspondante de l'os et de la lèvre. Du nasal interne dépend de chaque côté l'intermaxillaire interne, porteur de l'incisive médiane ; du nasal externe relève l'intermaxillaire externe avec l'incisive latérale.

Cela laisse des traces sur bien des crânes normaux, où l'on voit la suture incisive persister sous forme d'un V qui part du trou palatin antérieur et envoie bientôt de chaque côté une branche qui, oblique en avant et en dehors, va se rendre entre l'incisive moyenne et l'incisive latérale. Si donc, avec Albrecht, on appelle l'intermaxillaire interne *endo-gnathion*, l'externe, *méso-gnathion* ; et enfin le corps de la mâchoire *exognathion*, on aura chez le fœtus les fentes suivantes, transformées plus tard en sutures : fentes endo-endognathique ; endo-mésognathique ; méso-exognathique.

D'après la théorie de Gœthe, la fissure alvéolaire du bec-de-lièvre vulgaire passerait dans la fente méso-exognathique. Eh bien ! il n'en est rien, et la fissure est toujours endo-mésognathique. Cela est facile à vérifier : que l'on laisse sortir les dents, et l'on verra une incisive border chaque lèvre de la fissure.

Tout cela a suscité, en Allemagne surtout, de vives polémiques entre Albrecht d'une part et de l'autre Th. Kœlliker, Langenbeck, Stöhr, Biondi, His, etc. Le fait grossier (siège constant entre deux incisives), est contesté par beaucoup ; l'interprétation anatomique (duplicité de l'intermaxillaire) et embryologique (descente à la lèvre du bourgeon nasal externe) est combattue à peu près par tous. Aussi m'a-t-il semblé intéressant de reprendre ces études, d'examiner une série assez nombreuse de becs-de-lièvre et de maxillaires normaux. Les résultats de ces recherches ont été publiés dans une suite de mémoires, insérés en 1887 dans les bulletins de la *Société anatomique*, dans les *Annales de gynécologie*, dans la *Gazette hebdomadaire de médecine et de chirurgie*. — Ils ont encore servi de base à la thèse de doctorat de Rossi (1886-87).

En anatomie normale, d'abord, j'ai vérifié l'existence du

système de sutures décrit par Albrecht. Puis, passant aux faits tératologiques, j'ai réuni jusqu'à présent 44 observations ce qui, avec les 4 nouvelles insérées ici fait un total de 48. Avec cela, on peut juger entre les deux théories en présence.

La théorie ancienne affirme que la fissure est bordée directement par la canine.

Albrecht affirme au contraire que le siège typique est en avant de l'incisive précanine, le nombre d'incisives médianes étant d'ailleurs variable.

Il va sans dire qu'il faut éliminer, outre les pièces incomplètes, les cas où, l'incisive latérale étant absente la fente passe entre l'incisive médiane et la canine. L'une et l'autre théorie peuvent s'en accommoder. Ils reste dès lors 36 observations, donnant les chiffres suivants :

L'incisive précanine borde 33 fois la fissure.

La fissure passe 3 fois entre la 2e incisive et la canine. Si même on analyse exactement ces observations, on voit que, malgré l'apparence première, aucune d'entre elles ne fournit à la théorie de Gœthe un appui bien solide.

Mais examinons les tableaux fournis par Th. Kœlliker, champion inébranlable de la doctrine ancienne. Sur 52 faits, nous en trouvons 9 sans valeur démonstrative ; 4 favorables à la théorie de Gœthe ; 39 où la fissure passe en avant de la précanine.

Soit au total 100 pièces se décomposant en :

Insuffisantes (8) ou indifférentes (13), 21 ; théorie de Gœthe, 7 (dont 3 plus que douteuses) ; théorie d'Albrecht, 72 (plus 3, au moins probables).

Il y a donc une démonstration indiscutable : 72 fois sur 100 l'incisive précanine borde la lèvre externe de la fente alvéolaire ; 21 fois sur 100 cette incisive est absente ou non examinée (faits nuls) ; 7 fois sur 100 la fente existe entre la 2e incisive et la canine.

Mais qu'est cette 2e incisive ? Probablement une incisive supplémentaire, et je pense que ces 7 exceptions s'expliquent par la coexistence de deux anomalies, toutes deux fréquentes : la formation d'une incisive médiane supplémentaire et l'absence de l'incisive latérale. Th. Kœlliker se refuse, sans doute, à admettre cette coïncidence, par trop providentielle. Or, comment peut-il expliquer les faits où la fissure passe entre une incisive médiane et une précanine ? Par la coïncidence de deux anomalies : une incisive précanine supplémentaire et hétérotopique ; une incisive latérale absente. De ces observations, j'en ai 13 et Kœlliker autant, en excluant celles où, le bec-de-lièvre étant bilatéral, cela n'existe que d'un côté. La coïncidence serait-elle moins providentielle pour avoir lieu 26 fois sur 100 au lieu de 7 ?

Comment donc a-t-on pu, pendant plus d'un siècle, affirmer que le bec-de-lièvre vulgaire sépare l'incisive latérale de la canine ? Comment cette erreur, si facile à rectifier, a-t-elle duré si longtemps, est-elle encore monnaie courante ? L'explication est peut être dans la phrase suivante de Volkmann : « Lorsque la fissure passe entre deux incisives, ce fait pourrait, au premier abord, paraître en contradiction avec la doctrine si juste et si bien établie pour la genèse de cette difformité,car la fissure ne peut passer qu'entre l'intermaxillaire et le maxillaire... ; mais on doit considérer qu'il y a un trouble de la dentition et non un déplacement de la fissure ».

Cela prouve qu'il y avait dogme, c'est-à-dire obstacle au progrès. Contre le dogme, les faits s'accumulaient, dus à Lafaye, Tenon, Blandin, Reverdit, Hamy, Bardeleben, Volkmann, etc. On se bornait à les enregistrer et à les expliquer platoniquement par la duplicité fréquente, admise par Leuckart, du point d'ossification de l'intermaxillaire. On oubliait que l'argument semblable avait toujours été déclaré sans valeur, ou à peu près, pour appuyer la théorie de l'arrêt de développement ; que cette théorie n'a cessé d'être une hypothèse (avec des adversaires tels que Velpeau et Cruveilhier !) qu'après les découvertes de Coste.

En général, on observait des enfants avant la dentition ;

puis, sur l'adulte, la théorie était souvent démentie, et alors on disait : exception. Et on ne disséquait pas les rebords alvéolaires : je n'en veux comme preuve que la majeure partie des pièces que j'ai eues entre les mains, pièces qui, presque toutes, étaient conservées dans des musées et étaient citées à l'appui de la théorie de Gœthe. Dents, alvéoles, sutures, tout était caché par la gencive.

En tout cela, on admire la puissance de la foi qui conduisait Houel à compter 4 incisives au lieu de deux dans le tubercule médian de la pièce n° 17 du musée Dupuytren ; qui conduisait Kœnig à soutenir la théorie de Gœthe en empruntant à Bruns deux dessins qui la contredisent ; qui enfin, malgré les chiffres que nous avons cités, fait dire à Th. Kœlliker en 1884, alors que ses propres dissections datent de 1882 : « On ne trouve que dans de rares cas la fissure intra-incisive. »

Je ne veux pas reprendre ici les discussions ostéologiques, tératologiques et embryologiques que soulève cette étude. Je me bornerai à dire que très probablement l'explication embryologique d'Albrecht est la bonne. Seule en effet elle permet de comprendre comment il peut se faire à la lèvre supérieure deux variétés typiques de fissures tératologiques simples, complètes ou prolongées :

1° Le *bec-de-lièvre vulgaire* qui fend la lèvre sous la narine et souvent ouvre cette narine, qui, complexe, est intra-incisif (1).

2° Le *colobome de la lèvre supérieure* qui divise les parties molles de façon à passer en dehors et en arrière de l'aile du nez pour remonter à la paupière inférieure (colobome de la paupière inférieure) ; qui divise le squelette entre l'incisive latérale et la canine et remonte de là vers l'orbite, en dehors

(1) Je signalerai ici un fait intéressant, mentionné récemment par CLÉMENT LUCAS à la *Société Clinique de Londres* (novembre 1887. Voyez *Bull. Méd.* 1887). Cet auteur a publié 3 faits prouvant que l'absence d'incisive latérale prédispose au bec-de-lièvre chez les descendants.

de l'apophyse nasale de l'intermaxillaire puis dans le canal nasal.

Obs. I (personnelle, inédite). — *Bec-de-lièvre bilatéral; six incisives, dont 4 dans le tubercule médian.* Pièce appartenant à l'École de médecine de Dijon. Cette pièce m'a été communiquée par mon ami le Dr Broussolle, professeur suppléant à cette Ecole.

Sur ce crâne, conservé sec et gratté, il existe un double bec-de-lièvre. Les arcades dentaires ne sont pas disséquées mais sont recouvertes par la gencive vernie. L'écartement entre les deux lames palatines est de 11 millim. en avant et de 15 en arrière. De ces deux lames la droite, un peu oblique en haut et en dedans est un peu plus élevée et beaucoup moins large que la gauche. Le vomer est un peu au-dessus du plan horizontal déterminé par les apophyses palatines. Il forme une lame placée de champ, épaisse de 3 à 4 millim. bien antéro-postérieure et longue de 22 millim. Là son extrémité antérieure est séparée par une suture transversale du pédicule rectiligne des intermaxillaires internes. Cette suture est à 5 millim. en arrière de la pointe antérieure des rebords alvéolaires postérieurs. Le pédicule a, au total, 11 millim. de long et, si on joint à cela l'épaisseur du bord alvéolaire, on voit que le système osseux formé par le tubercule médian et son pédicule a 21 millim. de long et fait au total, par conséquent, une saillie de 16 millim. en avant des rebords alvéolaires postérieurs, dont ses angles latéraux sont distants de 10 millim. à gauche et de 8 à droite.

Arcades alvéolaires. Dans le tubercule médian, quatre incisives, dont les deux médianes bien transversales; les deux latérales, larges et bien développées, de champ sur les faces latérales, bordant la fissure.

Dans les arcades alvéolaires postérieures, bien symétriques, on trouve immédiatement sous la gencive les couronnes de deux molaires et de la canine. En avant et en dedans, contre la voûte palatine existe de chaque côté un alvéole contenant une couronne tranchante d'incisive.

Pas trace de suture sur la voûte palatine.

OBS. II (PERSONNELLE, INÉDITE). — *Bec-de-lièvre bilatéral; fente alvéolaire unilatérale inter-incisive; absence de l'incisive latérale du côté opposé.* Tête de fœtus né à terme dans le service de M. Auvard (hôp. de la Charité); donnée par mon ami L. SECHEYRON, interne du service.

Pièce examinée garnie de ses parties molles. Les narines sont aplaties, à peu près symétriques. Sous celle de droite existe une large fissure labiale complète et complexe, qui pénètre dans la narine. A gauche existe une fente labiale qui ne pénètre pas dans la narine mais en reste séparée par un petit pont étroit et court qui réunit l'extrémité de l'aile du nez au tubercule médian charnu. Ce tubercule est court, dépasse en avant le lobule du nez et ne recouvre que la partie gauche du tubercule osseux. Ce tubercule osseux est très oblique en arrière et à gauche. Son extrémité droite, saillante en avant, est libre ; son extrémité gauche va s'unir au bord alvéolaire postérieur correspondant. Mais cette union n'est constituée que par un mince pont de parties molles, en sorte qu'on peut imprimer quelques mouvements à la partie médiane que nous appelons, malgré cette adhérence, tubercule médian. Au delà existe une fissure palatine gauche. Ainsi, la fente alvéolaire est unilatérale et la fente palatine est bilatérale. Le vomer, libre sur la ligne médiane, descend plus bas que les lames palatines.

Examen du squelette gratté. — La fente palatine droite est beaucoup plus large que la gauche et va en s'élargissant en avant tandis que la gauche va s'élargissant en arrière. La fente alvéolaire n'existe qu'à gauche, puis la dissection prouve qu'à droite il n'y a, en regard de la fissure labiale, que quelques trousseaux fibreux.

Le bord alvéolaire postérieur droit est sur un plan postérieur à son similaire du côté gauche.

Le vomer est oblique en avant et à gauche. Il a la forme d'une lame verticale longue de 23 millim. Son extrémité antérieure s'articule par une suture transversale avec le pédicule du tubercule osseux médian. Ce pédicule, long de 10 millim., est plus oblique que le vomer, d'où au niveau de la suture, un angle un peu saillant à droite. Sur la face inférieure de ce pédicule on voit une suture médiane, antéro-postérieure, qui prolonge la suture médiane de l'épine nasale inférieure et du bord alvéolaire. C'est donc bien la coalescence des deux apophyses palatines des intermaxillaires internes qui constitue le pédicule. Le vomer est au même niveau que la lame palatine gauche ; une fois la muqueuse enlevée, il apparait un peu inférieur à la lame droite.

Arcade alvéolaire. — *Le tubercule médian* ne renferme que deux incisives, bien formées, séparées par la suture intermaxillaire médiane.

Dans les *arcades postérieures* existent : a) *à droite*, deux molaires, la canine et une incisive ; b) *à gauche*, deux molaires et la canine, le trousseau fibreux déjà décrit rétablissant la continuité entre l'incisive médiane et la canine droite. Il y a donc absence de l'incisive latérale gauche.

Obs. III (personnelle, inédite). — *Bec-de-lièvre unilatéral complexe entre l'incisive médiane et la canine. — Uranoplastie. — Guérison.*

Bert..., Gustave, âgé de 16 ans 1/2, est entré le 4 novembre 1887, à l'hôpital de la Charité, salle Ste-Vierge, n° 41, dans le service du professeur Trélat.

Les parents ont eu 3 enfants, dont il est l'aîné, son frère dont l'observation suit étant le cadet. Le dernier, âgé de 12 ans 1/2, n'a rien de malformé, mais il est un peu délicat. Pas d'enfants morts jeunes. Pas de malformation dans la famille. Gustave Bert..., a toujours été bien portant, sauf qu'à l'âge de 3 mois il a eu une ophthalmie à la suite de laquelle l'œil gauche est resté affecté d'un leucome avec staphylome cornéen. Il est né avec un bec-de-lièvre latéral droit, complexe, dont, à l'âge de 1 ou 2 ans, M. Ripault (du Mans) a réparé la fissure labiale. Autant que l'enfant se souvient, on ne lui a pas arraché de dents avant la chute des dents de lait, et depuis pas davantage. Dans la dentition de lait existait, à la place de l'incisive médiane actuelle, une dent qui poussait en avant et gênait l'enfant en soulevant la lèvre.

Actuellement, on voit sous la narine droite, et remontant jusqu'à elle, une cicatrice verticale, étroite, qui se termine en bas par une encoche notable. Le nez est assez bien conformé. Derrière cette cicatrice, et un peu en dehors d'elle, est une dépression cicatricielle du bord gingival. Cette dépression verticale siège entre une incisive et une canine, mais il n'y a que trois incisives entre les deux canines. L'incisive médiane droite est petite, assez étroite, pas très bien formée ; un peu pointue et un peu cariée à la face postérieure de son sommet. Elle est assez notablement distante de l'incisive médiane gauche bien formée, mais est presque directement accolée à la ligne cicatricielle gingivale dont la canine droite, au contraire, est éloignée d'environ 1/2 centimètre. Les deux incisives gauches sont normales, ainsi que le reste de la denture.

La ligne cicatricielle alvéolaire se prolonge obliquement jusqu'à la ligne médiane et là disparaît. Un peu en arrière d'elle commence une fissure occupant les 2/3 postérieurs de la voûte palatine, très creuse, et tout le voile du palais. Cette fissure est latérale droite. Elle permet de voir la fosse nasale droite avec sa muqueuse violacée, turgescente ; à gauche, la voûte palatine se soude avec une lame verticale par laquelle la muqueuse palatine, pâle et dure, se prolonge à peu près à mi-hauteur tandis que la moitié supérieure seule est couverte d'une muqueuse rouge et molle ; entre ces deux muqueuses est une ligne de démarcation absolument nette, horizontale et rectiligne qui prolonge la ligne semblable située entre les deux muqueuses du voile. La fente palatine, progressivement élargie d'avant en arrière, se termine en avant par une extrémité arrondie. Elle a environ 2 cent. de large en son point maximum. Le voile du palais est assez épais et assez long. La voix est très nasonnée, mais à part cela les fonctions buccales se font assez bien ; la mastication est aisée ; parfois seulement les liquides refluent par le nez. Sauf quelques facilités à s'enrhumer, l'enfant se porte assez bien.

Urano-staphylorrhaphie le 25 novembre 1887, faite par le procédé classique, en double pont. L'avivement et la libération se font facilement et le professeur Trélat suture ainsi deux lambeaux épais et bien nourris. La réaction, locale et générale, est nulle et l'enfant sort le 29 décembre 1887 avec la fissure palatine parfaitement réparée.

Obs. IV (personnelle, inédite). — *Bec-de-lièvre unilatéral complexe, interincisif. — Uranoplastie. — Guérison.*

Bert... Lucien, âgé de 14 ans 1/2, est entré le 4 novembre 1887, dans le service du professeur Trélat, à l'hôpital de la Charité, salle Ste-Vierge, lit n° 43. Ce malade est le frère du précédent. Il est né porteur d'un bec-de-lièvre gauche complexe pour lequel M. Ripault a fait plusieurs opérations qui ont assez mal réussi parce que l'enfant avait des coliques et criait. *Actuellement*, il existe à la lèvre une cicatrice verticale qui n'a guère plus de 1 cent. 1/2 de haut et se termine en encoche à ses deux extrémités, aussi bien vers la narine que vers le bord labial. En arrière et un peu en dehors de cette cicatrice, on voit une ligne cicatricielle verticale qui déprime la gencive et passe entre deux incisives que la numération fait reconnaître comme les deux incisives gauches. Ces deux dents convergent vers la ligne cicatricielle et s'y croisent au-dessous du bord gingival, l'interne, un peu cariée, étant antérieure à l'externe. Elles sont peu sorties de la gencive, d'où une véritable brèche entre la canine gauche et l'incisive médiane droite. La dépression cicatricielle se prolonge jusqu'à la pointe antérieure de la fissure palatine, qui va ainsi en avant jusqu'au bord alvéolaire et divise toute la voûte palatine proprement dite. La fissure y est unilatérale gauche. L'aspect de la fosse nasale, de la cloison avec ses deux muqueuse est exactement celui que j'ai décrit dans l'observation précédente.

Le 7 décembre 1887, le professeur Trélat pratique l'uranoplastie, après avoir fait remarquer que ce cas semble particulièrement défavorable. D'abord, la fente à combler est très large et, par contre, les lames palatines sont étroites. Il faudra donc une incision libératrice très externe. En outre, le sommet étant caché juste derrière le rebord alvéolaire et la voûte étant très creuse, l'avivement sera certainement difficile. Enfin, une difficulté spéciale provient de la ligne cicatricielle que nous avons décrite au bord alvéolaire. Là, en effet, la continuité de la muqueuse est à peu près interrompue d'un côté à l'autre. Si le décollement du pont est poussé, comme à l'ordinaire, jusqu'au niveau de la pointe antérieure de la fente, le bord cicatriciel se rompra presque certainement. Pour le grand côté, peu importe, car il n'y a pas à aller jusque-là ; pour le petit côté, au contraire, il faut s'en préoccuper. Pour éviter cet écueil, le professeur Trélat a prolongé l'incision droite (grand côté) plus que de coutume, arrêtant l'incision gauche (petit côté) plus en arrière que le sommet de la fente. L'opération a ainsi été faite avec une grande rapidité, malgré toutes ces difficultés, après que la respiration, assez entravée au début par le baillon refoulant la langue, a été régularisée.

La réunion par première intention a été parfaite sur toute la ligne de suture. Il y a eu un petit point sphacélique à l'extrémité postérieure du bord externe du lambeau droit, sur une lèvre de l'incision libératrice par conséquent. L'enfant est sorti le 27 décembre 1887, parfaitement guéri.

II

Les deux dernières observations que je viens de relater offrent, sans contredit, un intérêt pratique assez grand, la seconde surtout, en raison des particularités anatomiques qui y rendaient délicate l'intervention chirurgicale.

Je ne veux pas revenir sur ce point car, dans le courant de l'obs. IV j'ai résumé les considérations que le professeur

Trélat a exposées en une brève leçon clinique avant de commencer l'opération. Il peut sembler superflu de constater la réussite complète de suture et la perfection du résultat plastique obtenu : la possibilité de ce succès n'est plus à démontrer. On penserait pourtant que la preuve en est à faire, si l'on en croyait un article publié il y a quelques semaines par la *Gazette hebdomadaire* de Bordeaux et où l'auteur pose en axiome que l'uranoplastie est une opération qui ne réussit jamais.

Sans m'attarder à réfuter une semblable assertion, j'ajouterai seulement quelques mots sur les cicatrices observées chez les deux derniers malades, au niveau du rebord alvéolaire. Les renseignements sur leur nature exacte font défaut. Il semble au moins probable que le squelette n'a pas été intéressé directement dans les opérations pratiquées par M. Ripault. Mais à un moment y avait-il un rebord alvéolaire interrompu dont la contiguïté s'est rétablie par la suite ? Ou bien dès la naissance existait-il une continuité réelle de ce rebord ?

Il ne faut pas nier que les deux extrémités du rebord alvéolaire ne puissent ainsi se rapprocher, et même venir au contact une fois que la lèvre réparée exerce sur elles une pression légère mais continue. Ce rapprochement, observé même après une opération tardive par Lafaye, par Reverdit, a été souvent donné comme argument en faveur de l'intervention précoce. Mais, s'il faut en croire quelques-unes des pièces que j'ai disséquées, il est bien plus probable que dès la naissance existait là un trousseau fibreux qui, recouvert par la gencive, établissait la continuité entre les deux moitiés de l'arcade alvéolaire. Ces deux moitiés, d'abord un peu mobiles l'une sur l'autre, se sont peu à peu immobilisés l'une sur l'autre. C'est probablement ainsi qu'eût évolué la pièce qui fait ici le sujet de l'obs. II. Cette disposition n'est pas rare, si j'en juge d'après les pièces que j'ai décrites dans mes publications antérieures et où on la rencontre plusieurs fois.

Faut-il accorder à cela le nom classique de cicatrisation ou de guérison intra-utérine du bec-de-lièvre, sous lequel sont publiées, pour la lèvre surtout, des observations de Rennes (de Bergerac), de Dieudonné, de Marjolin, de Bitot (de Bordeaux), de Désormeaux, de Guersant, de Jacquin, etc. ? Je ne le pense pas. Sans doute, Trendelenburg nous apprend que Klose et Paul ont trouvé là du tissu de cicatrice, mais ce n'est pas un motif suffisant ; car la cicatrisation est un processus de réparation. Or ici il s'agit précisément du contraire.

Tout vertébré a normalement, pendant son évolution embryonnaire, des fentes, ou tout au moins des rainures faciales qui, persistantes, constituent le bec-de-lièvre. Que le processus soit troublé, retardé au lieu d'être annihilé et les tissus se formeront incomplètement, seront représentés par le tissu fibreux de basse organisation que l'on appelle tissu de cicatrice. C'est un arrêt de développement moindre que la fissure. Normalement les traces de l'état transitoire disparaissent, ici elles persistent, mais ce n'est pas une fissure cicatrisée, car cette fissure n'a jamais été une plaie. Le professeur Verneuil a observé un fœtus né avec une fracture du maxillaire inférieur en face de laquelle existait une cicatrice labiale. Là il est permis de dire : cicatrisation intra-utérine, car il s'agit évidemment d'une plaie qui s'est réparée ; mais il est vicieux d'englober sous le même nom des faits aussi radicalement différents.

Il est certain, en tout cas, que ces lignes fibreuses sous forme de cordons ou de sillons accompagnent souvent les fissures faciales plus ou moins étendues et se prolongent à une distance variable, marquant avec netteté le trajet normalement inappréciable de la fente embryonnaire. Pour la fissure médiane inférieure, je citerai à ce propos des observations où Faucon, Parise, le professeur Lannelongue ont vu ce prolongement se faire jusqu'à la fourchette sternale. C'est vers la partie inférieure de la région temporale que se continue ainsi la fente génienne dans un fait de Pelvet. Pour le colobome de la lèvre supérieure, je renverrai à des observations de Pelvet, de Kraske.

Enfin, il n'est pas toujours exact, quoique ce soit la règle, que le raphé marque une évolution incomplète de la fente même dont une partie est restée béante. A ce propos, je terminerai par une observation où, avec un bec-de-lièvre ordinaire, il y a un raphé palatin cicatriciel médian. Ce fait a encore quelque intérêt au point de vue de l'évolution des dents, et pour la carie précoce des incisives du côté du bec-de-lièvre.

OBS. V (PERSONNELLE, INÉDITE). — Vesl..., Marcel, âgé de 20 mois, a été précédé de 2 enfants, dont le 1er est mort en nourrice à 4 mois, de cholérine; dont le 2e est mort à 13 mois de la coqueluche. Une cousine maternelle n'a qu'une oreille et de ce côté la joue est plus petite; rien du côté du père. Rien dans le reste de la famille. Cet enfant est né avec un bec-de-lièvre latéral gauche, qui a été opéré par le Dr Porak, 5 jours après la naissance. J'ai vu l'enfant, grâce à l'obligeance de M. Porak, le 29 mars 1887, le résultat opératoire est bon, quoique le lambeau interne soit un peu gros, et que les épingles de la suture entortillée aient laissé quelqne trace. La voûte palatine n'est pas fendue, mais elle est mal développée; elle présente une dépression d'aspect cicatriciel, médiane quoiqu'un peu déviée à gauche. Cette dépression s'élargit progressivement, du rebord alvéolaire vers la voûte palatine proprement dite, assez creuse. A la mâchoire supérieure, 4 incisives existent entre les canines. C'est entre les deux médianes que se trouve à la gencive le raphé cicatriciel déjà décrit. Les incisives droites sont normales; les incisives gauches, sont un peu déviées, la médiane surtout qui, en outre est déjà cariée. Les dents inférieures sont normales.

L'évolution des dents a été la suivante. A 5 mois sont sorties les deux incisives médianes inférieures; puis un peu après (la mère ne sait pas au juste combien de temps), les deux incisives droites supérieures; puis sont venues les incisives latérales inférieures, et enfin les incisives supérieures gauches. En novembre 1886, sont sorties les premières molaires; plus tard les canines supérieures; plus récemment la canine inférieure droite; la gauche ne paraît pas encore (1).

(1) Je n'ai pas voulu surcharger cet article d'indications bibliographiques qui se seraient bornées à répéter celles de mes mémoires précédents et celles que j'ai annexées à la description récente des vices de conformation de la face dans le Manuel de pathologie chirurgicale de Jamain et Terrier, 3e éd., continuée par F. Terrier, A. Broca et H. Hartmann, t. III, p. 653 et suiv., 1887.

IMPRIMERIE LEMALE ET Cie, HAVRE

www.ingramcontent.com/pod-product-compliance
Ingram Content Group UK Ltd.
Pitfield, Milton Keynes, MK11 3LW, UK
UKHW012129240726
13965UKWH00005B/2055